www.ingramcontent.com/pod-product-compliance
Lightning Source LLC
Chambersburg PA
CBHW051321220526
45468CB00004B/1442
9781794050419